Renate Sültz & Uwe H. Sültz

Mein Beschwerde-Tagebuch

XXL

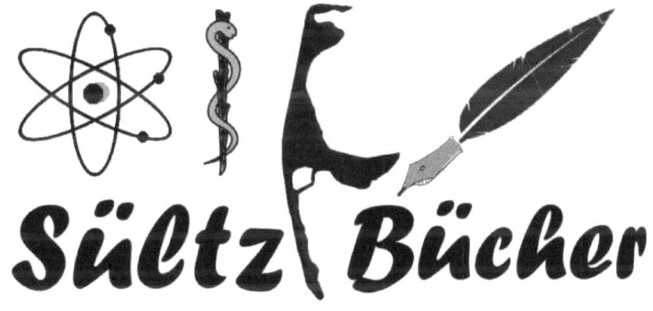

BoD - Books on Demand

Norderstedt 2018

Bibliografische Information durch die Deutsche Nationalbibliothek

Die Deutsche Nationalbibliothek verzeichnet diese Publikation in der Deutschen Nationalbibliografie; detaillierte bibliografische Daten sind im Internet über http://dnb.dnb.de abrufbar.

Mein Name:

Wichtige Daten:

Mein Hausarzt:

Im Notfall benachrichtigen:

© 2018 Renate Sültz & Uwe H. Sültz

Herstellung und Verlag:

BoD – Books on Demand, Norderstedt

ISBN 9-78374-6-09954-5

Vielleicht könnten Sie auch folgende Planer/Tagebücher interessieren:

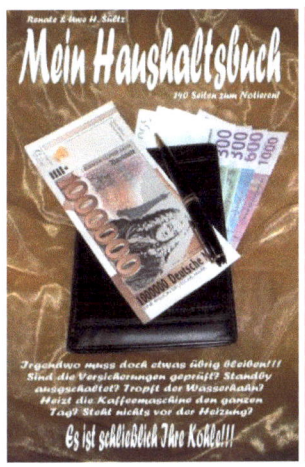 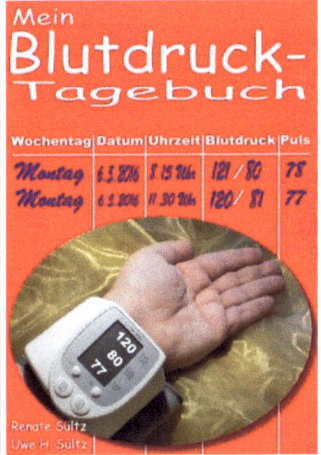 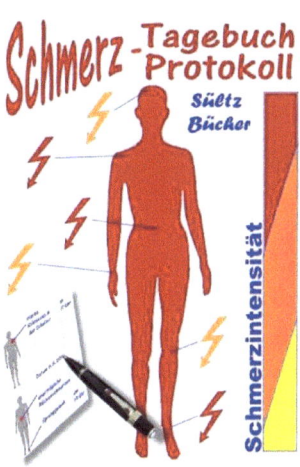

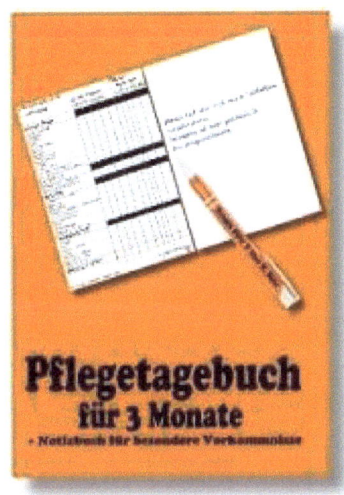 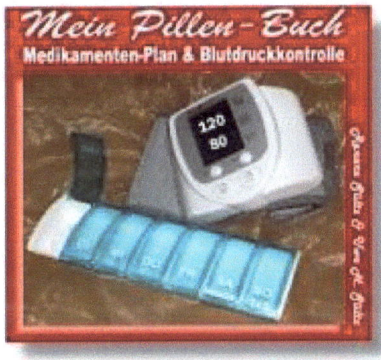

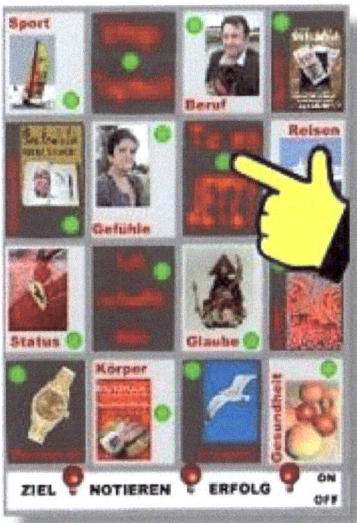

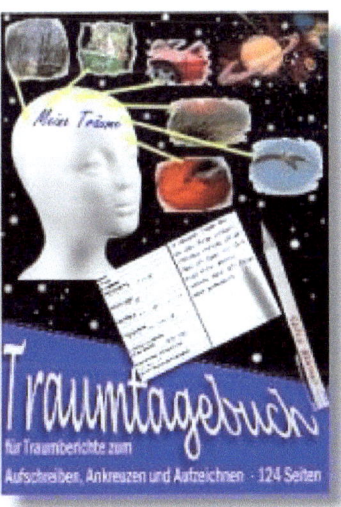

Weitere Tage- und Notizbücher sind erhältlich, wie:
Pflegetagebücher, Traumtagebücher, Medikamenten-
planer, Erfolgstagebücher, Jahreskalender, Bild-
bände, Gedichte, Kochbücher und Kurzgeschichten.

Wo?

keine- leichte- mäßige- starke- sehr starke- stärkste- Schmerzen

0
1
2
3
4
5
6
7
8
9
10

Wo?

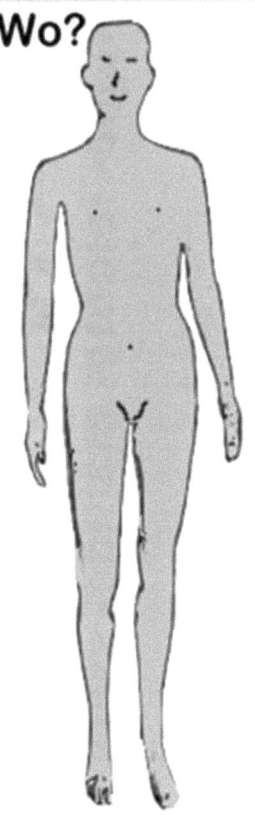

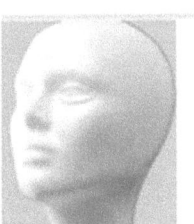 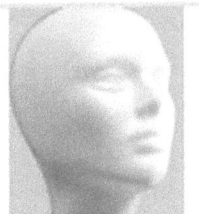

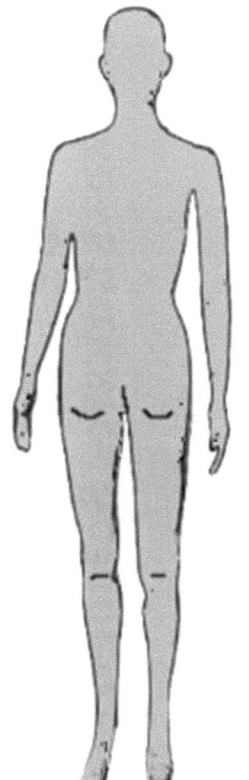

keine- leichte- mäßige- starke- sehr starke- stärkste- Schmerzen

0 1 2 3 4 5 6 7 8 9 10

Datum: _____

Meine Beschwerden/Schmerzen Uhrzeit Schmerzdauer

Wo?

Schmerzstärke:

0
1
2
3
4
5
6
7
8
9
10

keine- leichte- mäßige- starke- sehr starke- stärkste- Schmerzen

Wo?

keine- leichte- mäßige- starke- sehr starke- stärkste- Schmerzen

0 1 2 3 4 5 6 7 8 9 10

Wo?

Wo?

keine- leichte- mäßige- starke- sehr starke- stärkste- Schmerzen

0
1
2
3
4
5
6
7
8
9
10

Wo?

Datum: _____ Meine Beschwerden/Schmerzen Uhrzeit Schmerzdauer **Schmerzstärke:**

Wo?

keine- leichte- mäßige- starke- sehr starke- stärkste- Schmerzen

0 1 2 3 4 5 6 7 8 9 10

Wo?

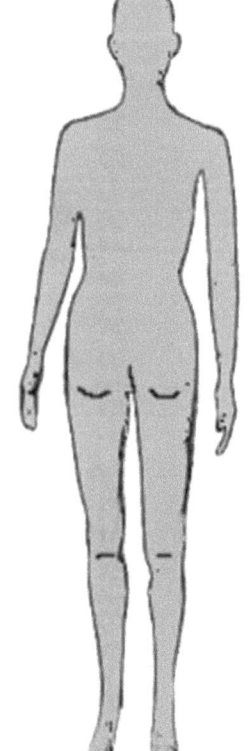

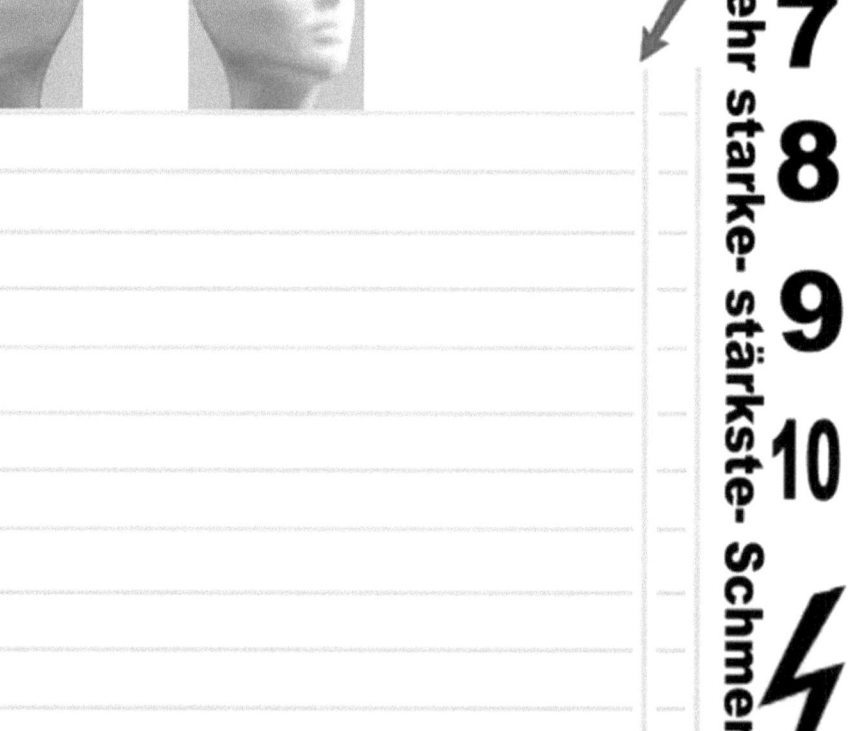

keine- leichte- mäßige- starke- sehr starke- stärkste- Schmerzen

0 1 2 3 4 5 6 7 8 9 10

Wo?

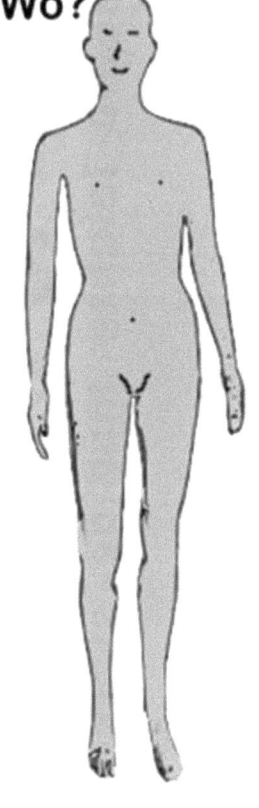

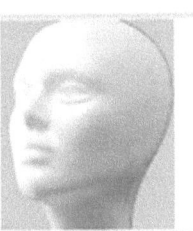 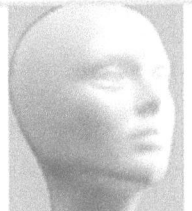

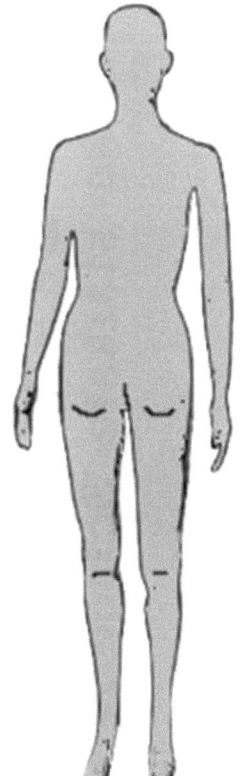

0 keine-
1
2 leichte-
3
4 mäßige-
5
6 starke-
7 sehr starke-
8 stärkste-
9
10 Schmerzen

Meine Beschwerden/Schmerzen Uhrzeit Schmerzdauer

Schmerzstärke:

Wo?

0
1
2
3
4
5
6
7
8
9
10

keine- leichte- mäßige- starke- sehr starke- stärkste- Schmerzen

Datum: _____ | Meine Beschwerden/Schmerzen Uhrzeit Schmerzdauer | **Schmerzstärke:**

Wo?

keine- leichte- mäßige- starke- sehr starke- stärkste- Schmerzen

0 1 2 3 4 5 6 7 8 9 10

Datum: _____

Meine Beschwerden/Schmerzen Uhrzeit Schmerzdauer

Schmerzstärke:

Wo?

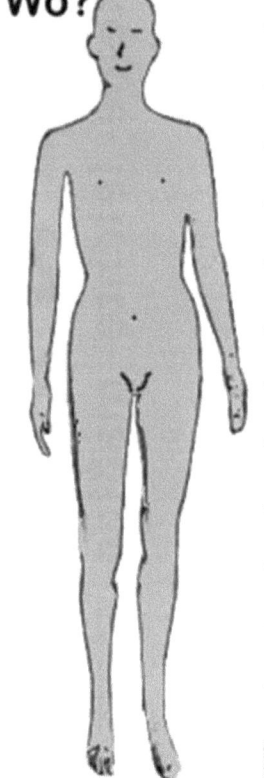

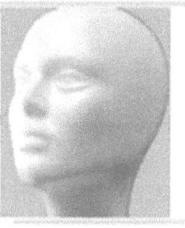 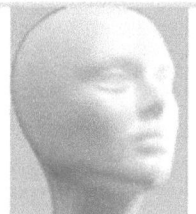

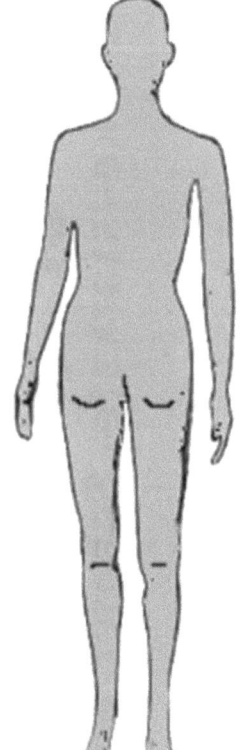

0
keine-

1
leichte-

2
mäßige-

3
starke-

4
sehr starke-

5

6

7
stärkste-

8

9

10
Schmerzen

Wo?

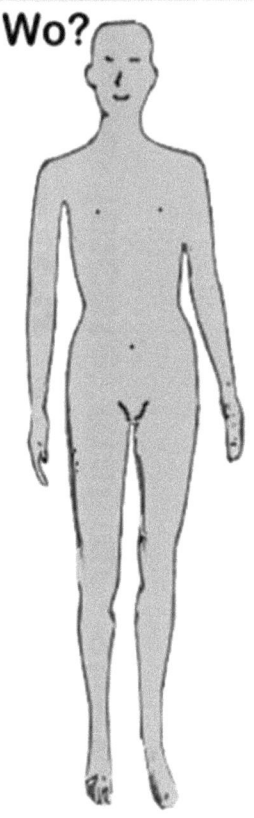

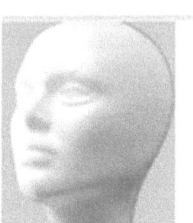 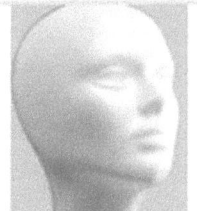

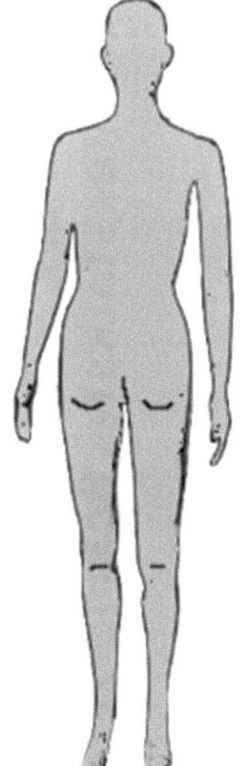

0
1
2
3
4
5
6
7
8
9
10

keine- leichte- mäßige- starke- sehr starke- stärkste- Schmerzen

Wo?

keine- leichte- mäßige- starke- sehr starke- stärkste- Schmerzen

0 1 2 3 4 5 6 7 8 9 10

Datum: _____ | Meine Beschwerden/Schmerzen Uhrzeit Schmerzdauer | **Schmerzstärke:**

Wo?

0
1
2
3
4
5
6
7
8
9
10

keine- leichte- mäßige- starke- sehr starke- stärkste- Schmerzen

Wo?

keine- leichte- mäßige- starke- sehr starke- stärkste- Schmerzen

0 1 2 3 4 5 6 7 8 9 10

Datum: _____   Meine Beschwerden/Schmerzen Uhrzeit Schmerzdauer   Schmerzstärke:

Wo?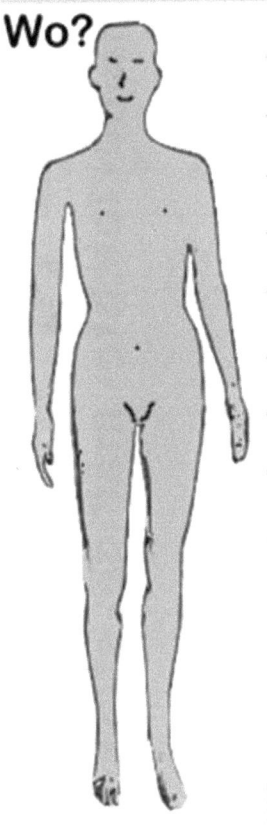

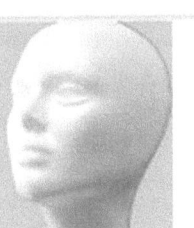 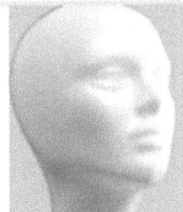

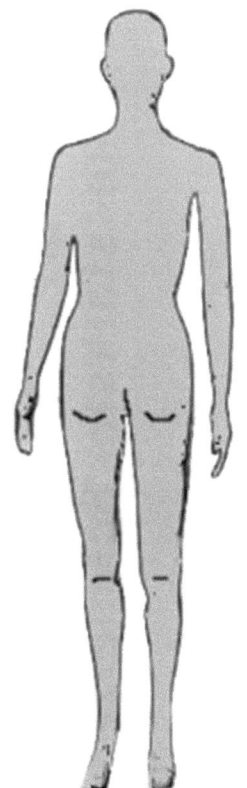

0
1
2
3
4
5
6
7
8
9
10

keine- leichte- mäßige- starke- sehr starke- stärkste- Schmerzen

Wo?

0
1
2
3
4
5
6
7
8
9
10

keine- leichte- mäßige- starke- sehr starke- stärkste- Schmerzen

Datum: _____ Meine Beschwerden/Schmerzen Uhrzeit Schmerzdauer <u>Schmerzstärke:</u>

Wo?

keine- leichte- mäßige- starke- sehr starke- stärkste- Schmerzen

0 1 2 3 4 5 6 7 8 9 10

Wo?

Meine Beschwerden/Schmerzen Uhrzeit Schmerzdauer

Schmerzstärke:

Wo?

keine- leichte- mäßige- starke- sehr starke- stärkste- Schmerzen

0
1
2
3
4
5
6
7
8
9
10

Wo?

keine- leichte- mäßige- starke- sehr starke- stärkste- Schmerzen

0 1 2 3 4 5 6 7 8 9 10

Wo?

keine- leichte- mäßige- starke- sehr starke- stärkste- Schmerzen

0 1 2 3 4 5 6 7 8 9 10

Wo?

0 keine-
1
2 leichte-
3 mäßige-
4
5 starke-
6 sehr starke-
7
8 sehr starke-
9 stärkste-
10 Schmerzen

Datum: ________ Meine Beschwerden/Schmerzen Uhrzeit Schmerzdauer **Schmerzstärke:**

Wo?

0 1 2 3 4 5 6 7 8 9 10

keine- leichte- mäßige- starke- sehr starke- stärkste- Schmerzen

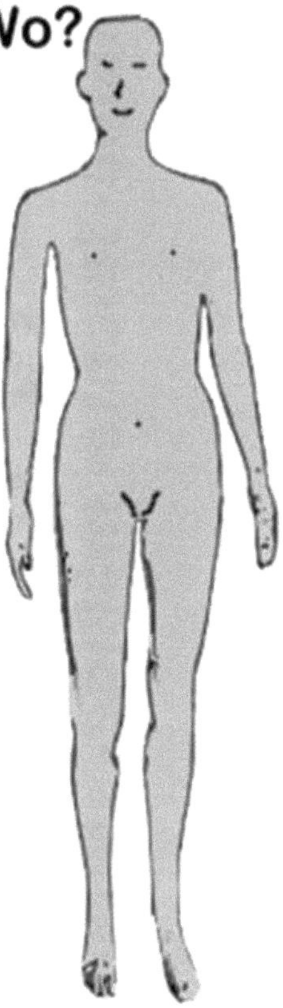

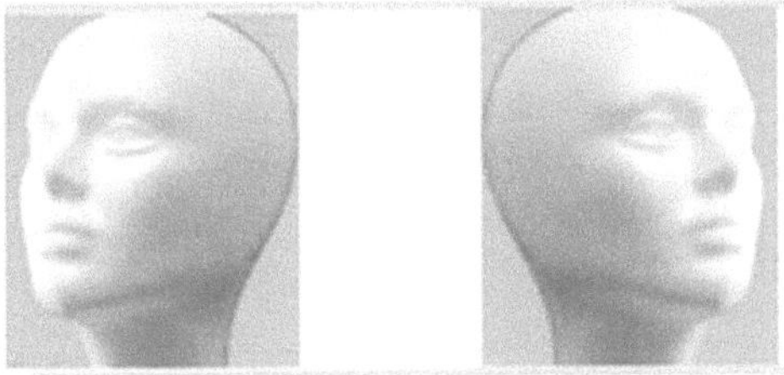

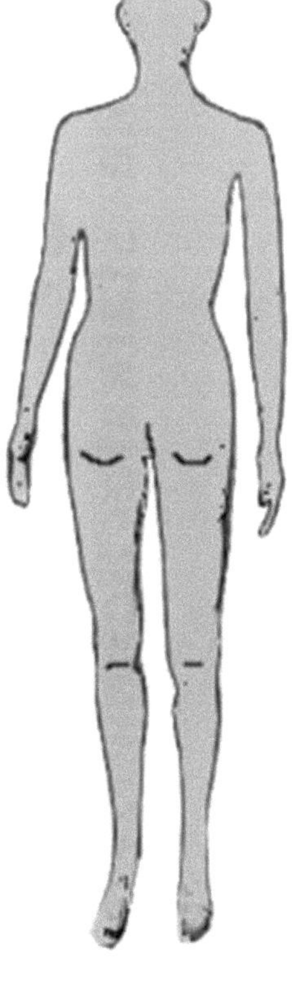

Wo?

keine- leichte- mäßige- starke- sehr starke- stärkste- Schmerzen

0
1
2
3
4
5
6
7
8
9
10

Wo?

0
1
2
3
4
5
6
7
8
9
10

keine- leichte- mäßige- starke- sehr starke- stärkste- Schmerzen

Datum: _____ Meine Beschwerden/Schmerzen Uhrzeit Schmerzdauer **Schmerzstärke:**

Wo?

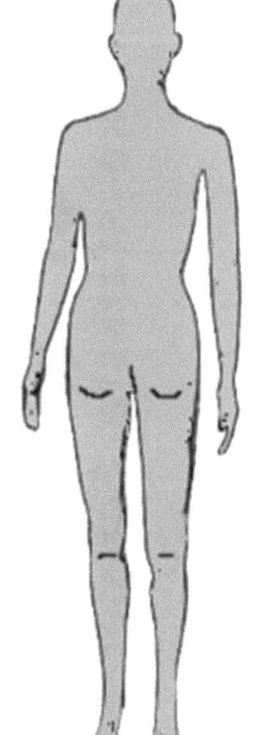

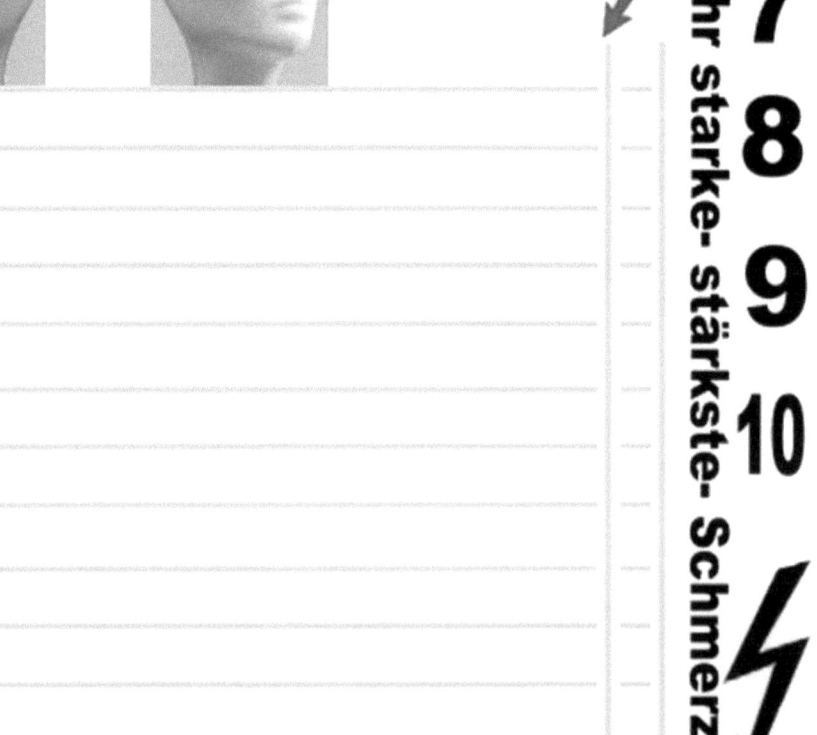

keine- leichte- mäßige- starke- sehr starke- stärkste- Schmerzen

0 1 2 3 4 5 6 7 8 9 10

Meine Beschwerden/Schmerzen Uhrzeit Schmerzdauer

Schmerzstärke:

Wo?

keine- leichte- mäßige- starke- sehr starke- stärkste- Schmerzen

0 1 2 3 4 5 6 7 8 9 10

Datum: _____ | Meine Beschwerden/Schmerzen Uhrzeit Schmerzdauer | **Schmerzstärke:**

Wo?

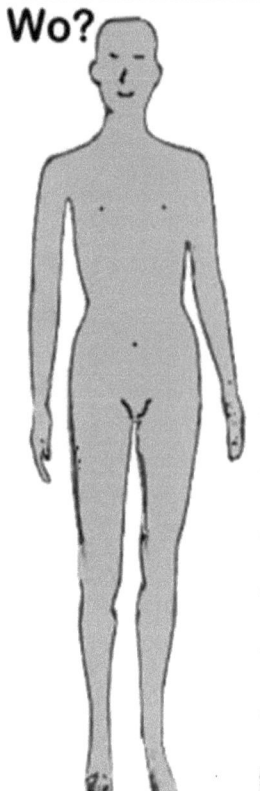

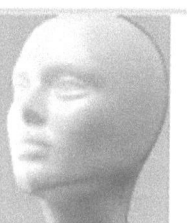 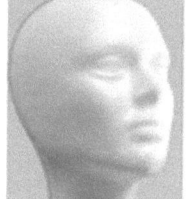

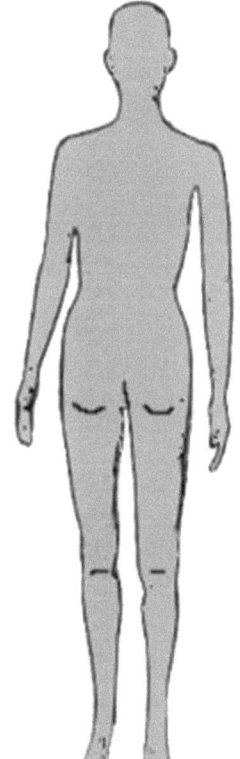

0
1
2
3
4
5
6
7
8
9
10

keine- leichte- mäßige- starke- sehr starke- stärkste- Schmerzen

Datum: _____ | **Meine Beschwerden/Schmerzen Uhrzeit Schmerzdauer** | **Schmerzstärke:**

Wo?

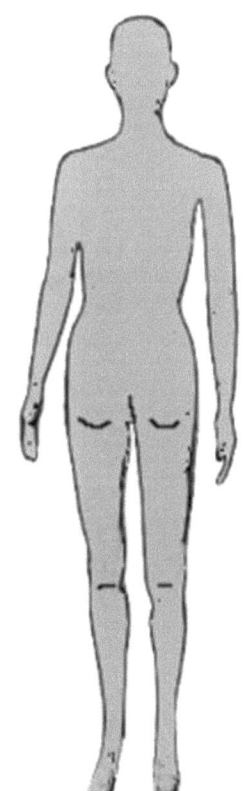

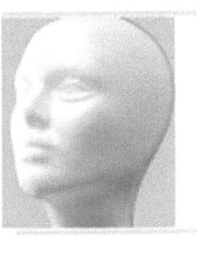 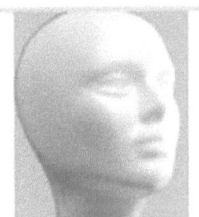

0
1
2
3
4
5
6
7
8
9
10

keine- leichte- mäßige- starke- sehr starke- stärkste- Schmerzen

Wo?

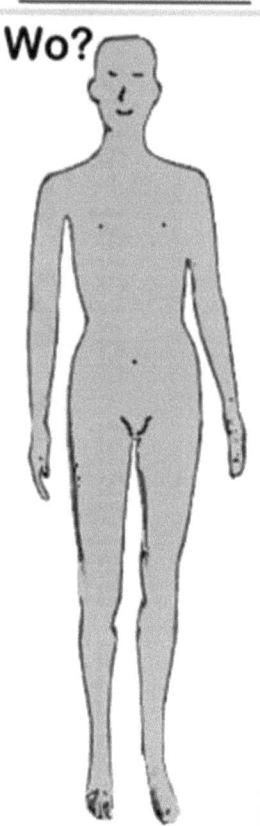

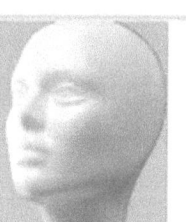 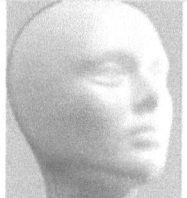

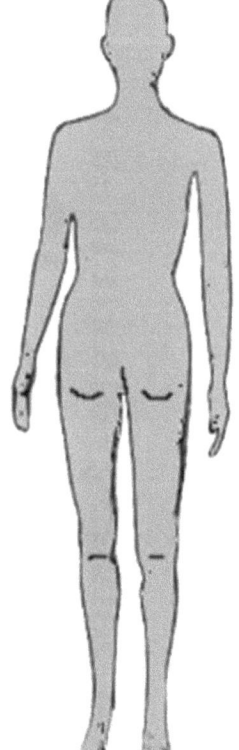

keine- leichte- mäßige- starke- sehr starke- stärkste- Schmerzen

0
1
2
3
4
5
6
7
8
9
10

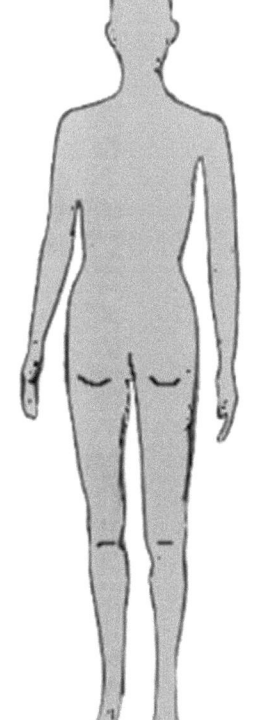

Datum: _____

Meine Beschwerden/Schmerzen Uhrzeit Schmerzdauer

Wo?

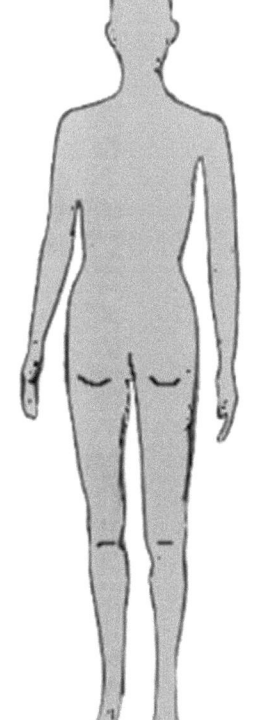

Schmerzstärke:

0
1
2
3
4
5
6
7
8
9
10

keine- leichte- mäßige- starke- sehr starke- stärkste- Schmerzen

Datum: _____

Meine Beschwerden/Schmerzen Uhrzeit Schmerzdauer

Schmerzstärke:

Wo?

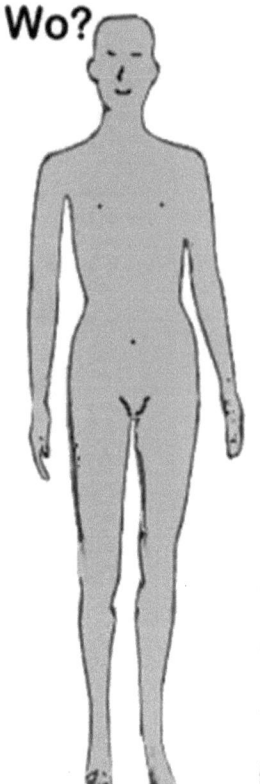

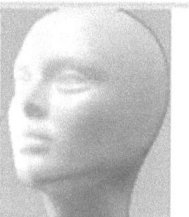 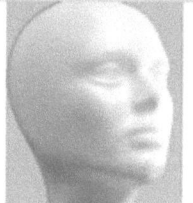

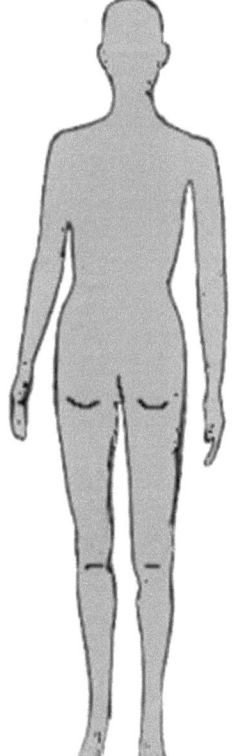

0
1
2
3
4
5
6
7
8
9
10

keine- leichte- mäßige- starke- sehr starke- stärkste- Schmerzen

Meine Beschwerden/Schmerzen Uhrzeit Schmerzdauer

Wo?

keine- leichte- mäßige- starke- sehr starke- stärkste- Schmerzen

0
1
2
3
4
5
6
7
8
9
10

Wo?

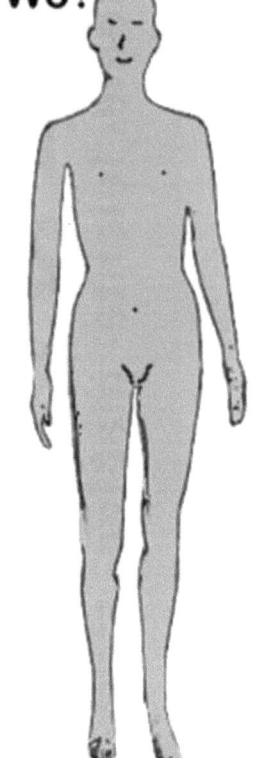

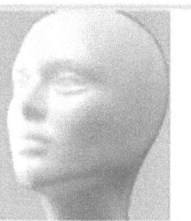 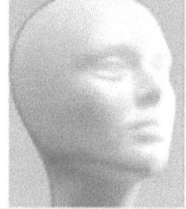

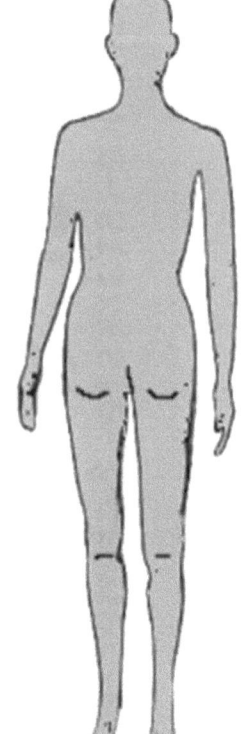

0
keine-
1
leichte-
2
3
mäßige-
4
5
starke-
6
sehr starke-
7
8
stärkste-
9
10
Schmerzen

Datum: _____

Meine Beschwerden/Schmerzen Uhrzeit Schmerzdauer

Schmerzstärke:

Wo?

keine- leichte- mäßige- starke- sehr starke- stärkste- Schmerzen

0
1
2
3
4
5
6
7
8
9
10

Meine Beschwerden/Schmerzen Uhrzeit Schmerzdauer

Schmerzstärke:

Wo?

keine- leichte- mäßige- starke- sehr starke- stärkste- Schmerzen

0
1
2
3
4
5
6
7
8
9
10

Meine Beschwerden/Schmerzen Uhrzeit Schmerzdauer **Schmerzstärke:**

Wo?

0 1 2 3 4 5 6 7 8 9 10

keine- leichte- mäßige- starke- sehr starke- stärkste- Schmerzen

Wo?

keine- leichte- mäßige- starke- sehr starke- stärkste- Schmerzen

0
1
2
3
4
5
6
7
8
9
10

Meine Beschwerden/Schmerzen Uhrzeit Schmerzdauer

Schmerzstärke:

Wo?

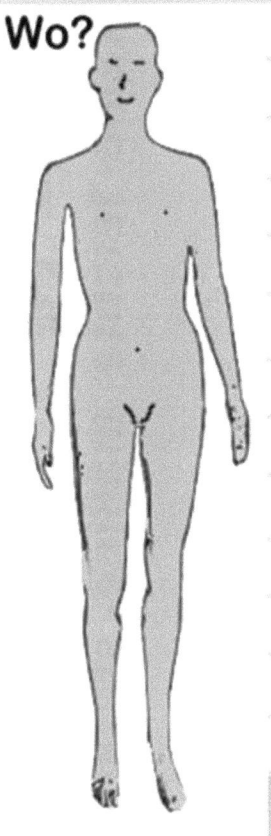

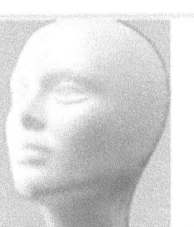 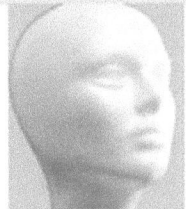

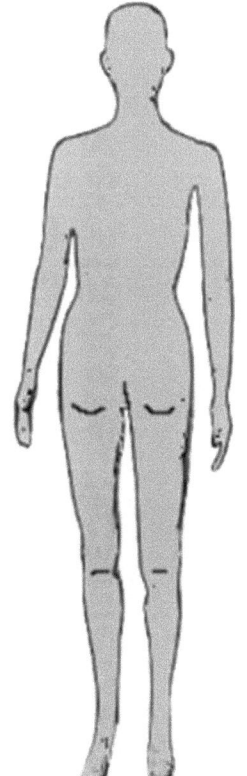

keine- leichte- mäßige- starke- sehr starke- stärkste- Schmerzen

0 1 2 3 4 5 6 7 8 9 10

Wo?

Wo?

0
1
2
3
4
5
6
7
8
9
10

keine- leichte- mäßige- starke- sehr starke- stärkste- Schmerzen

Meine Beschwerden/Schmerzen Uhrzeit Schmerzdauer

Schmerzstärke:

Wo?

keine- leichte- mäßige- starke- sehr starke- stärkste- Schmerzen

0
1
2
3
4
5
6
7
8
9
10

Wo?

keine- leichte- mäßige- starke- sehr starke- stärkste- Schmerzen

0
1
2
3
4
5
6
7
8
9
10

Wo?

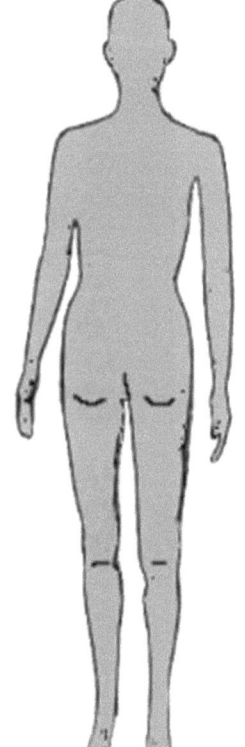

0 1 2 3 4 5 6 7 8 9 10

keine- leichte- mäßige- starke- sehr starke- stärkste- Schmerzen

Meine Beschwerden/Schmerzen Uhrzeit Schmerzdauer

Schmerzstärke:

Wo?

keine- leichte- mäßige- starke- sehr starke- stärkste- Schmerzen

0 1 2 3 4 5 6 7 8 9 10

Meine Beschwerden/Schmerzen Uhrzeit Schmerzdauer

Schmerzstärke:

Wo?

keine- leichte- mäßige- starke- sehr starke- stärkste- Schmerzen

0
1
2
3
4
5
6
7
8
9
10

Meine Beschwerden/Schmerzen Uhrzeit Schmerzdauer

Wo?

keine- leichte- mäßige- starke- sehr starke- stärkste- Schmerzen

0
1
2
3
4
5
6
7
8
9
10

Meine Beschwerden/Schmerzen Uhrzeit Schmerzdauer

Schmerzstärke:

Wo?

0
1
2
3
4
5
6
7
8
9
10

keine- leichte- mäßige- starke- sehr starke- stärkste- Schmerzen

Meine Beschwerden/Schmerzen Uhrzeit Schmerzdauer

Schmerzstärke:

Wo?

keine- leichte- mäßige- starke- sehr starke- stärkste- Schmerzen

0
1
2
3
4
5
6
7
8
9
10

Wo?

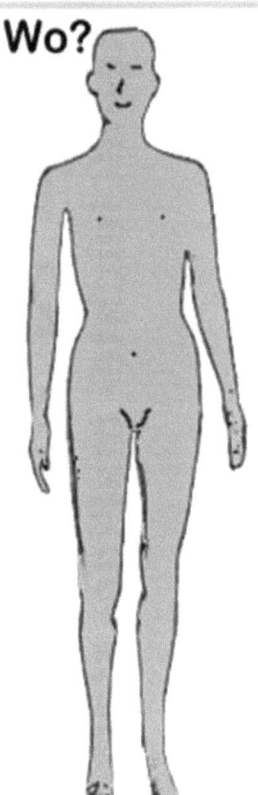

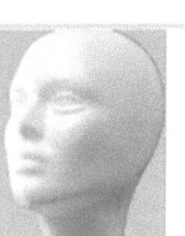 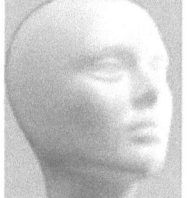

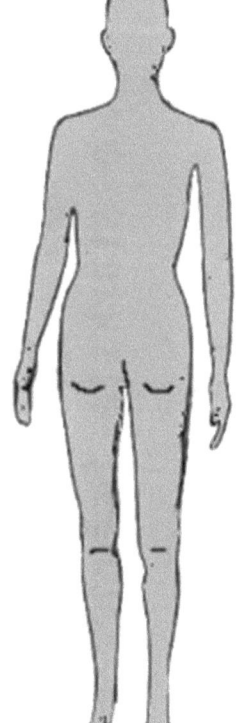

0

1

2

3

4

5

6

7

8

9

10

keine- leichte- mäßige- starke- sehr starke- stärkste- Schmerzen

Wo?

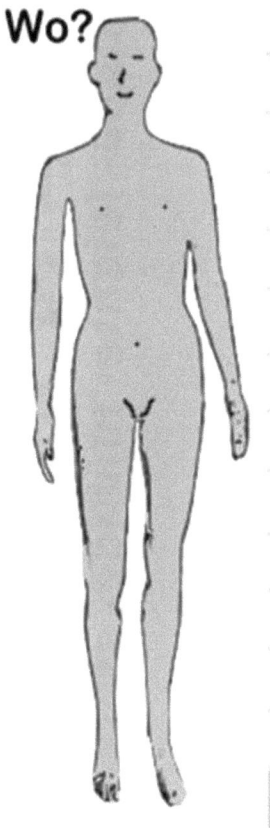

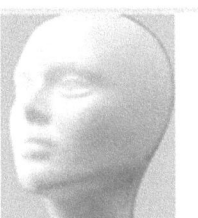 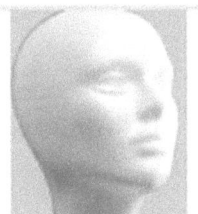

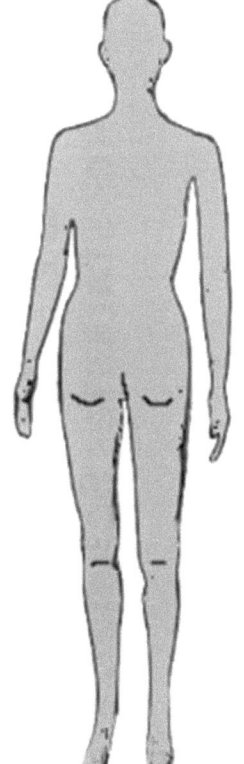

keine- leichte- mäßige- starke- sehr starke- stärkste- Schmerzen

0 1 2 3 4 5 6 7 8 9 10

Datum: _____   Meine Beschwerden/Schmerzen Uhrzeit Schmerzdauer   **Schmerzstärke:**

Wo?

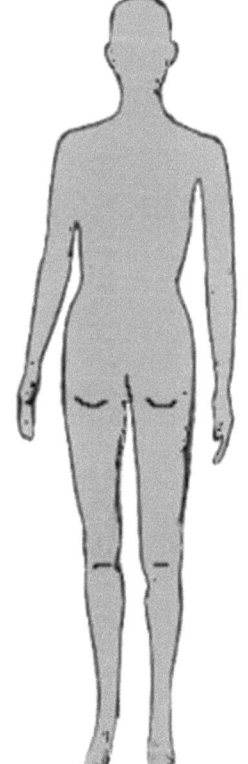

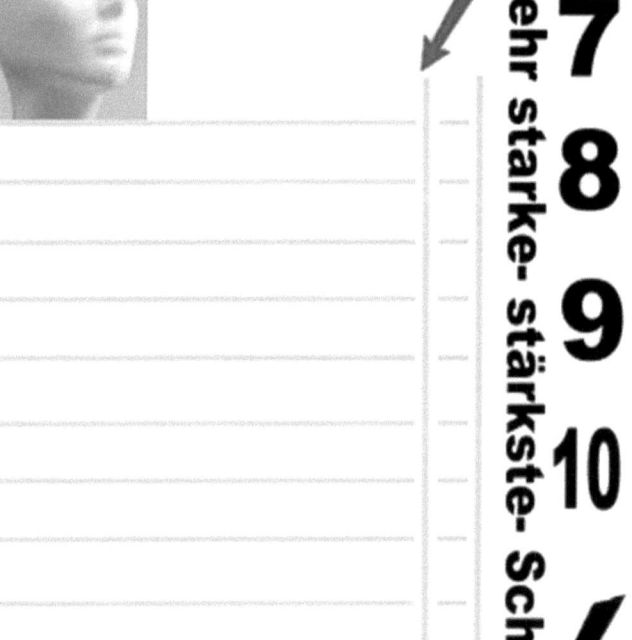

0
keine-
1
leichte-
2
mäßige-
3
starke-
4
sehr starke-
5
6
7
stärkste- stärkste-
8
9
10
Schmerzen

Meine Beschwerden/Schmerzen Uhrzeit Schmerzdauer

Schmerzstärke:

Wo?

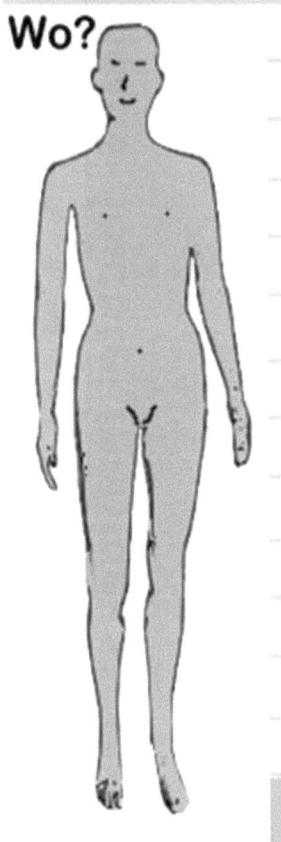

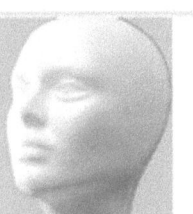 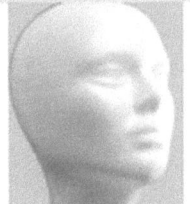

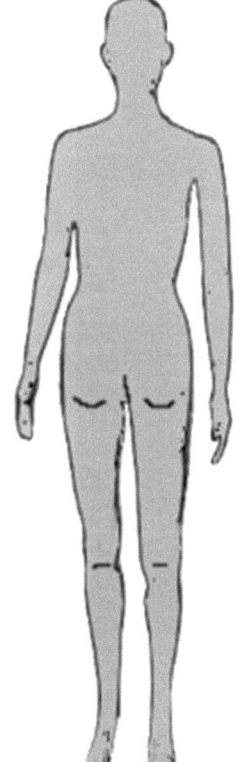

0
keine-
1
leichte-
2
mäßige-
3
4
starke-
5
sehr starke-
6
7
stärkste-
8
9
Schmerzen
10

Meine Beschwerden/Schmerzen Uhrzeit Schmerzdauer

Wo?

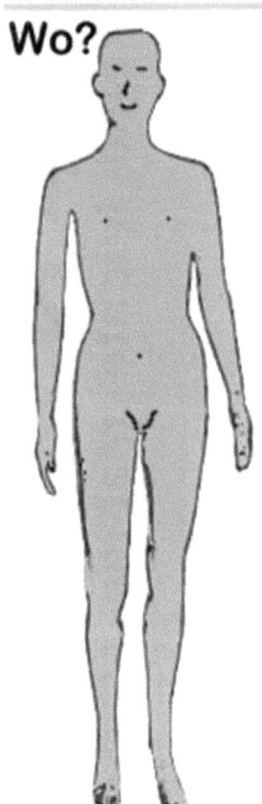

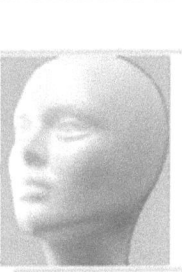
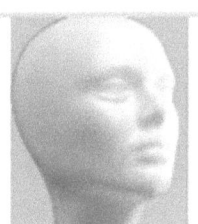

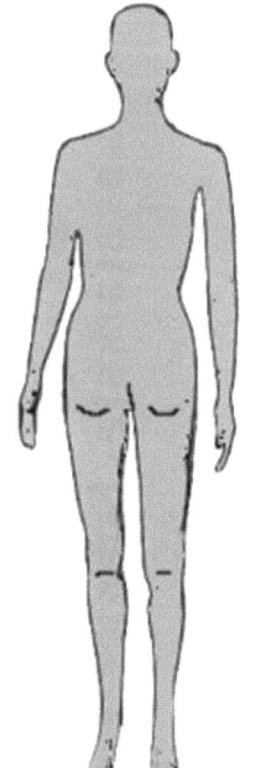

keine- leichte- mäßige- starke- sehr starke- stärkste- Schmerzen

0
1
2
3
4
5
6
7
8
9
10

Datum: _____

Meine Beschwerden/Schmerzen Uhrzeit Schmerzdauer

Wo?

keine- leichte- mäßige- starke- sehr starke- stärkste- Schmerzen

0 1 2 3 4 5 6 7 8 9 10

Datum: _____ Meine Beschwerden/Schmerzen Uhrzeit Schmerzdauer **Schmerzstärke:**

Wo?

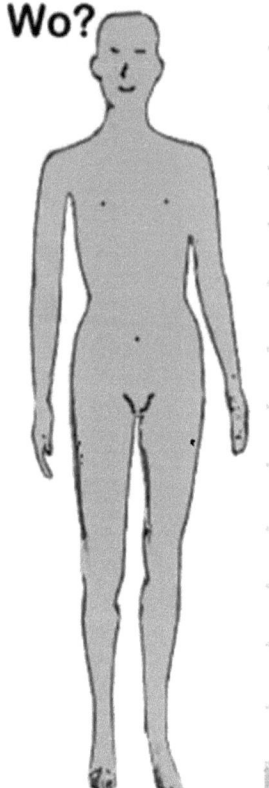

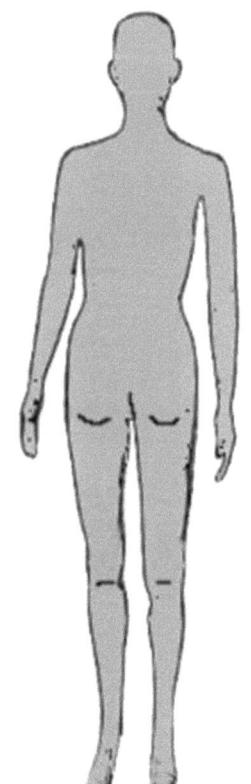

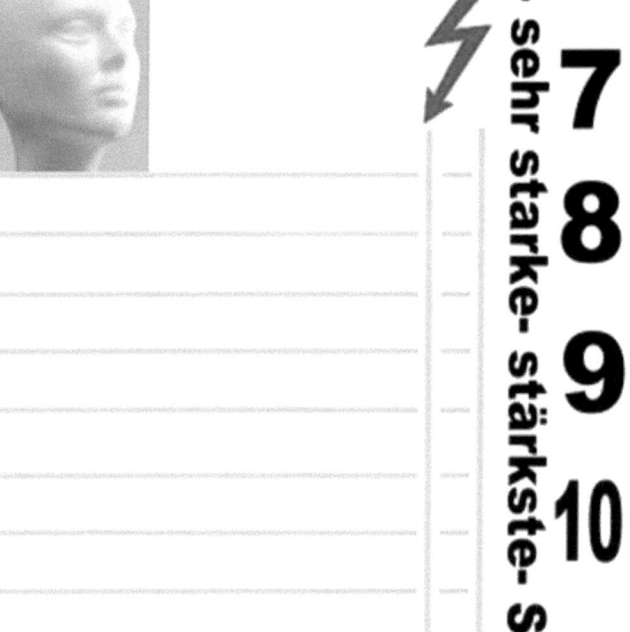

keine- leichte- mäßige- starke- sehr starke- stärkste- Schmerzen

0 1 2 3 4 5 6 7 8 9 10

Datum: ______ Meine Beschwerden/Schmerzen Uhrzeit Schmerzdauer **Schmerzstärke:**

Wo?

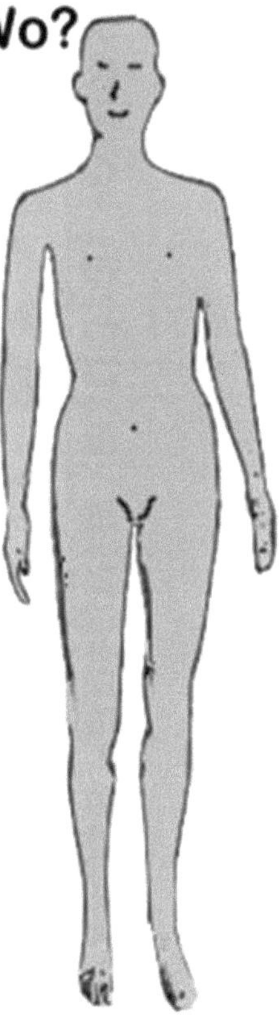

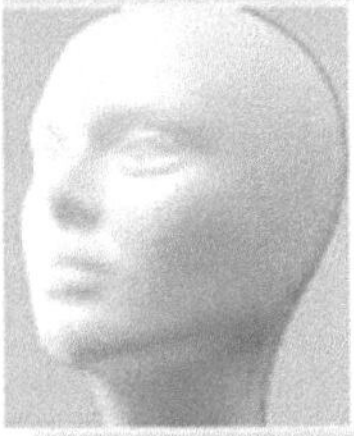

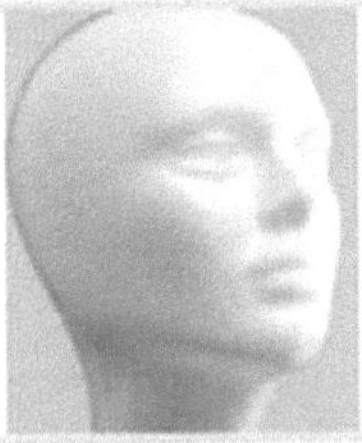

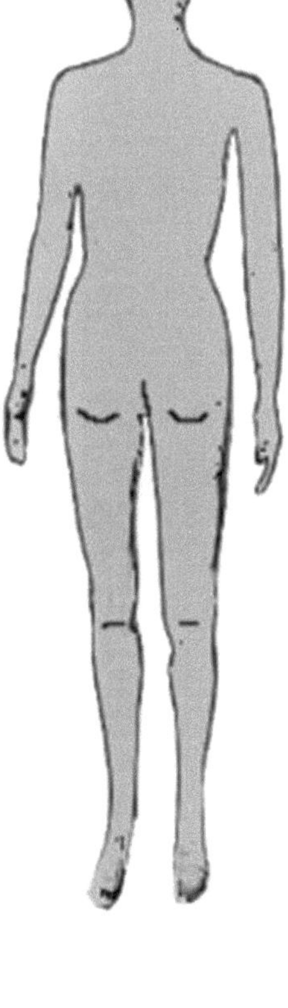

0 1 2 3 4 5 6 7 8 9 10

keine- leichte- mäßige- stärke- sehr stärke- stärkste- Schmerzen

Wo?

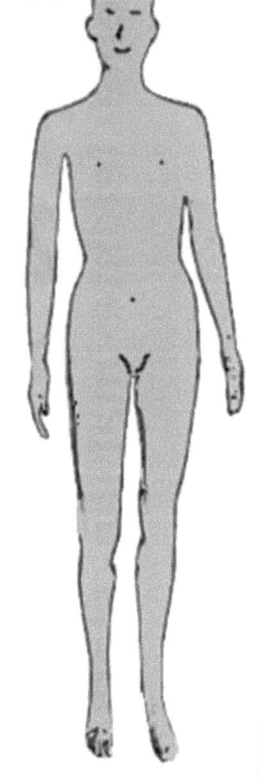

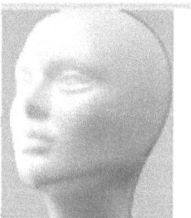 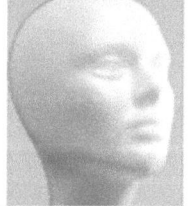

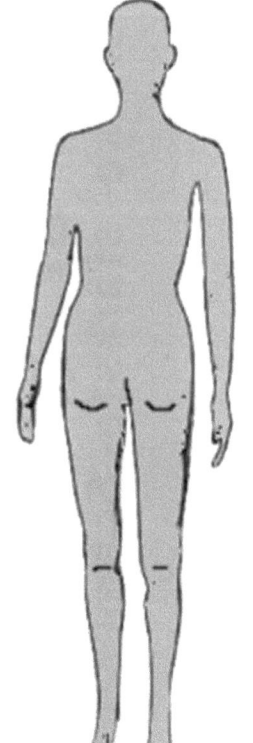

0
keine-
1
leichte-
2
mäßige-
3
starke-
4
sehr starke-
5
stärkste-
6
Schmerzen
7
8
9
10

Wo?

keine- leichte- mäßige- starke- sehr starke- stärkste- Schmerzen

0 1 2 3 4 5 6 7 8 9 10

Datum: _____ **Meine Beschwerden/Schmerzen Uhrzeit Schmerzdauer** **Schmerzstärke:**

Wo?

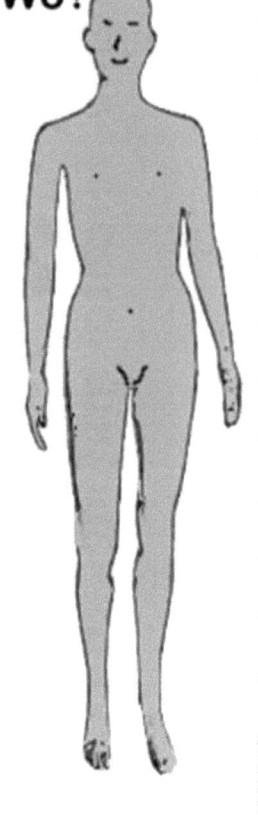

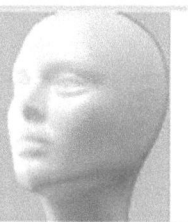
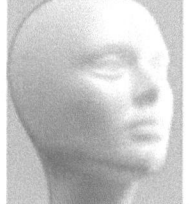

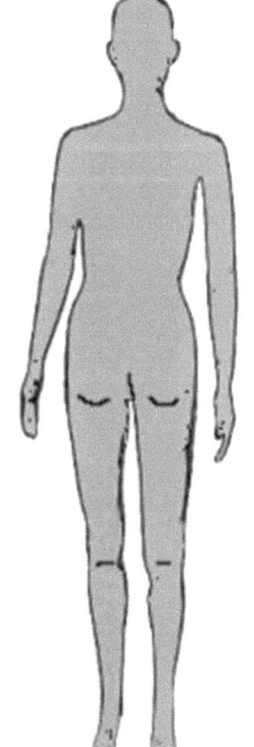

Wo?

keine- leichte- mäßige- starke- sehr starke- stärkste- Schmerzen

0 1 2 3 4 5 6 7 8 9 10

Wo?

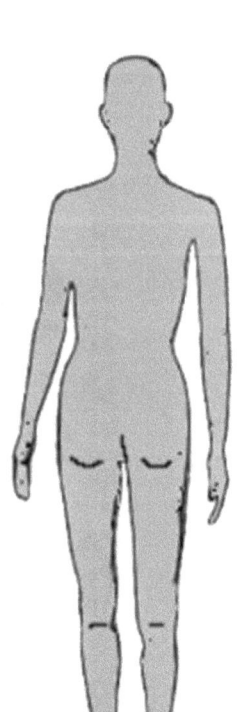

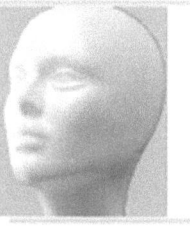 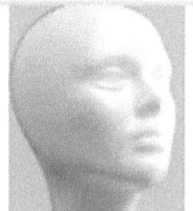

0
1
2
3
4
5
6
7
8
9
10

keine- leichte- mäßige- starke- sehr starke- stärkste- Schmerzen

Meine Beschwerden/Schmerzen Uhrzeit Schmerzdauer

Schmerzstärke:

Wo?

keine- leichte- mäßige- starke- sehr starke- stärkste- Schmerzen

0
1
2
3
4
5
6
7
8
9
10

Datum: _____ Meine Beschwerden/Schmerzen Uhrzeit Schmerzdauer **Schmerzstärke:**

Wo?

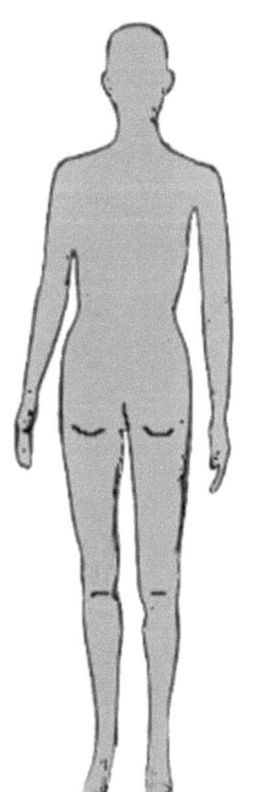

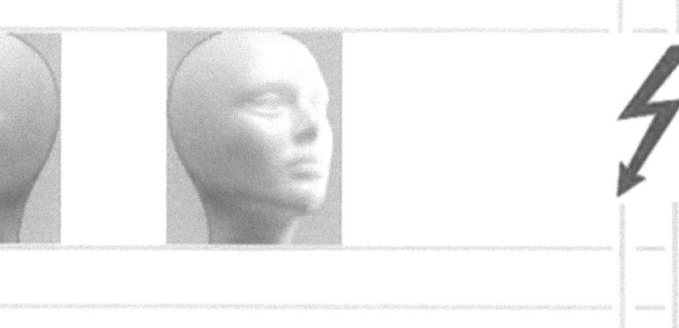

0
1
2
3
4
5
6
7
8
9
10

keine- leichte- mäßige- starke- sehr starke- stärkste- Schmerzen

Datum: _____

Meine Beschwerden/Schmerzen Uhrzeit Schmerzdauer

Schmerzstärke:

Wo?

0
1
2
3
4
5
6
7
8
9
10

keine- leichte- mäßige- starke- sehr starke- stärkste- Schmerzen

Wo?

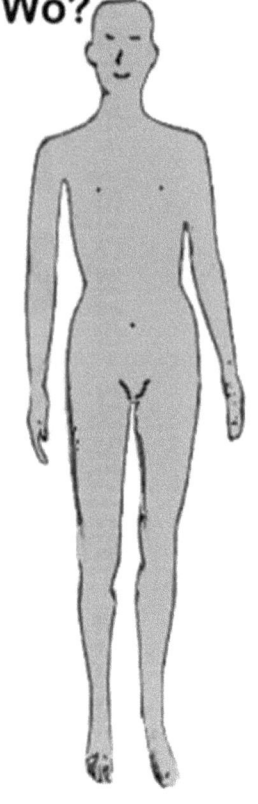

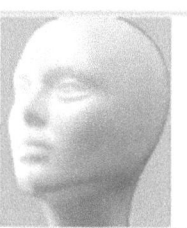 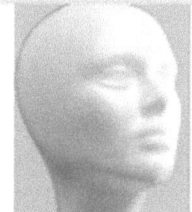

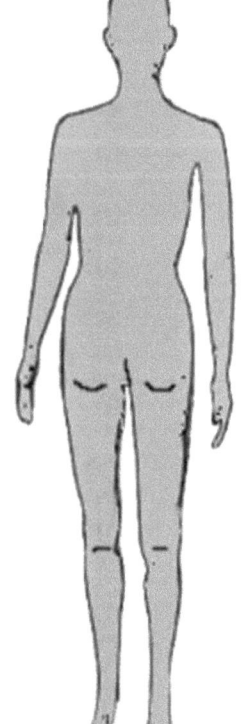

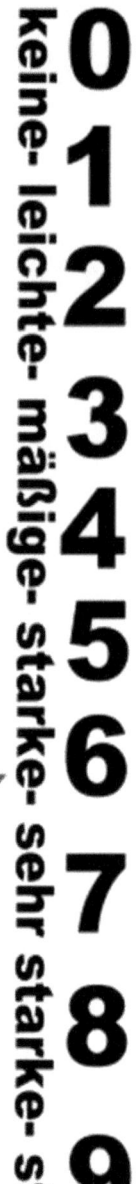

0 keine-
1
2 leichte-
3 mäßige-
4 starke-
5 sehr starke-
6
7
8 stärkste-
9
10 Schmerzen

Wo?

0
keine-

1

2
leichte-

3

4
mäßige-

5
starke-

6
sehr starke-

7

8
sehr starke-

9
stärkste-

10
Schmerzen

Meine Beschwerden/Schmerzen Uhrzeit Schmerzdauer

Schmerzstärke:

Wo?

0
1
2
3
4
5
6
7
8
9
10

keine- leichte- mäßige- starke- sehr starke- stärkste- Schmerzen

Datum: _____ | Meine Beschwerden/Schmerzen Uhrzeit Schmerzdauer | **Schmerzstärke:**

Wo?

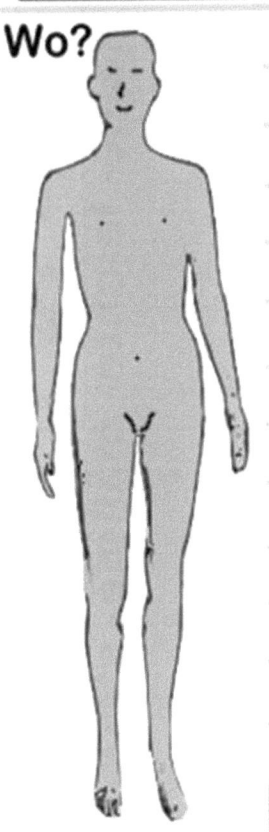

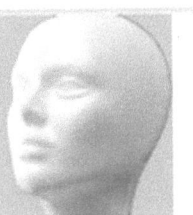 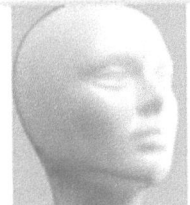

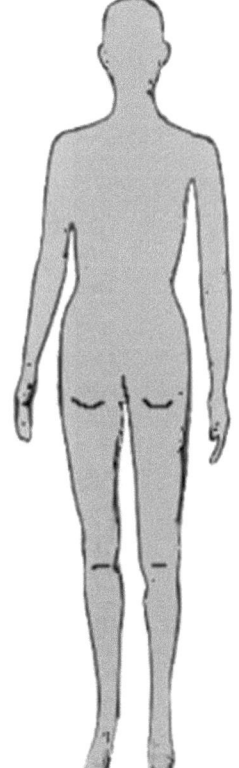

0
1
2
3
4
5
6
7
8
9
10

keine- leichte- mäßige- starke- sehr starke- stärkste- Schmerzen

Wo?

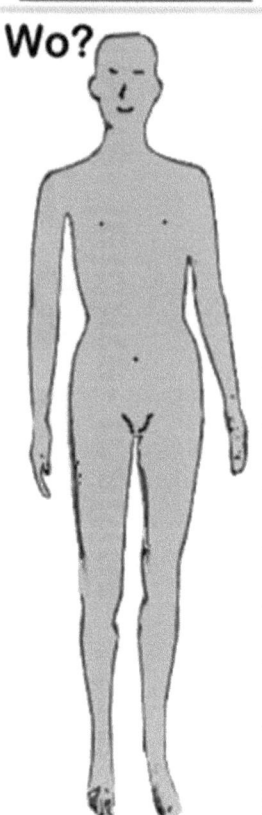

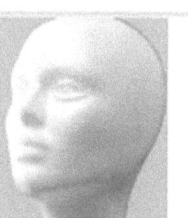 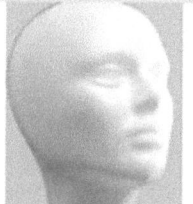

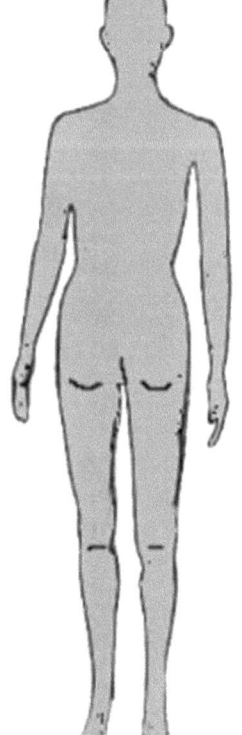

0

1

2

3

4

5

6

7

8

9

10

keine- leichte- mäßige- starke- sehr starke- stärkste- Schmerzen

Datum: _____

Meine Beschwerden/Schmerzen Uhrzeit Schmerzdauer

Wo?

0
1
2
3
4
5
6
7
8
9
10

keine- leichte- mäßige- starke- sehr starke- stärkste- Schmerzen

Datum: _____ Meine Beschwerden/Schmerzen Uhrzeit Schmerzdauer **Schmerzstärke:**

Wo?

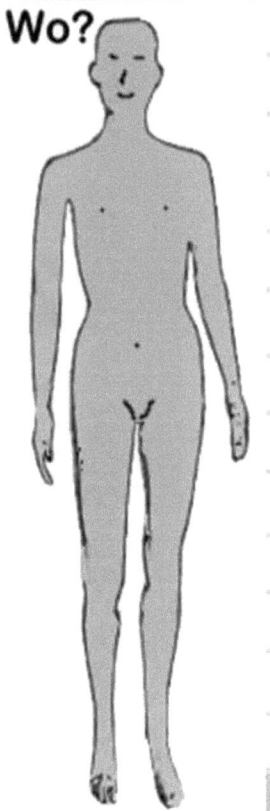

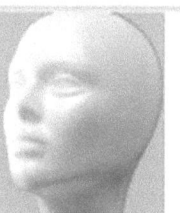 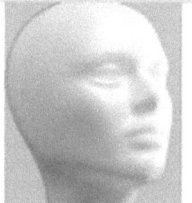

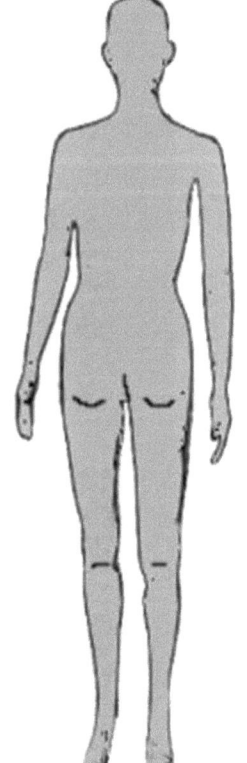

0
1
2
3
4
5
6
7
8
9
10

keine- leichte- mäßige- starke- sehr starke- stärkste- Schmerzen

Datum: ______ Meine Beschwerden/Schmerzen Uhrzeit Schmerzdauer **Schmerzstärke:**

Wo?

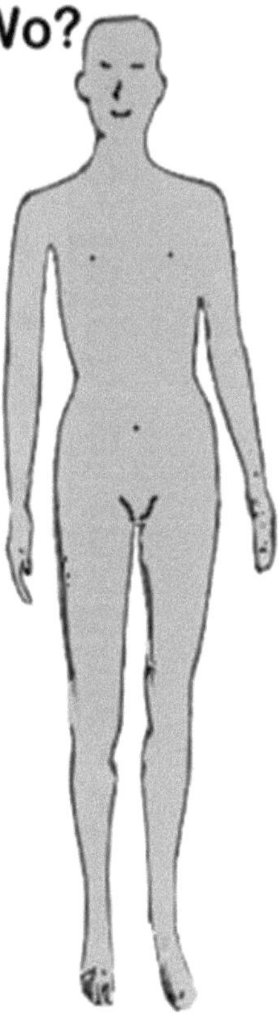

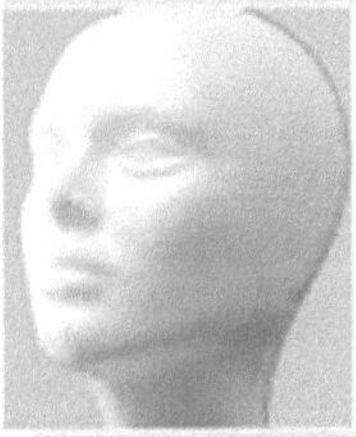

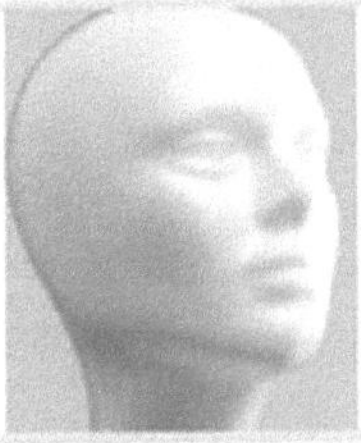

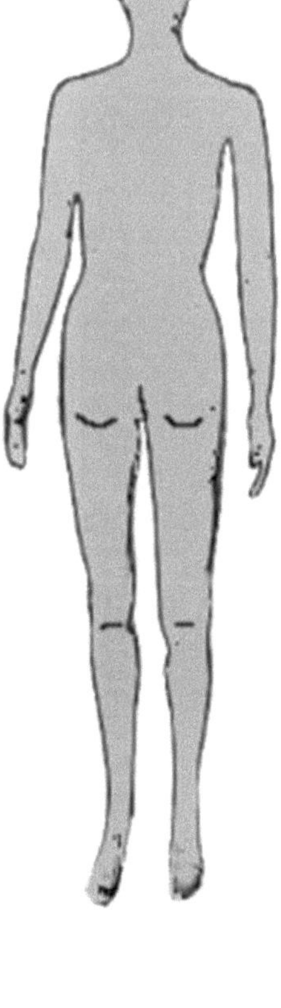

0 1 2 3 4 5 6 7 8 9 10

keine- leichte- mäßige- starke- sehr starke- stärkste- Schmerzen

Wo?

Schmerzstärke:

0

1

2

3

4

5

6

7

8

9

10

keine- leichte- mäßige- starke- sehr starke- stärkste- Schmerzen